Jon Kabat-Zinn

Stressbewältigung durch die Praxis der Achtsamkeit

arbor

Arbor Verlag
Freiburg im Breisgau

Die Originalausgabe erschien 1995 unter dem Titel: *Guided mindfulness meditation*
bei *Stress Reduction Tapes.*

5. Auflage 2025

Autorenschaft: Jon Kabat-Zinn, ISNI 83516061; Ulrike Kesper-Grossman (Übersetzung),
ISNI 1636079X & Lienhard Valentin (Sprecher), ISNI 515775906
Übersetzung und Bearbeitung: Ulrike Kesper-Grossman,
der Text des Booklets basiert auf einer Übersetzung von Renate Seifarth
Titelfoto: © Hans Ripa/unsplash.com
Hergestellt von mediengenossen.de
Druck und Bindung: gugler* DruckSinn
Cradle to Cradle Certified® Silber

www.arbor-verlag.de
Informationen zur Produktsicherheit können Sie erfragen unter gpsr@arbor-verlag.de
Arbor Verlag GmbH, Lienhard Valentin, Alice-Salomon-Str. 4, 79111 Freiburg

ISBN 978-3-86781-443-0

Inhalt

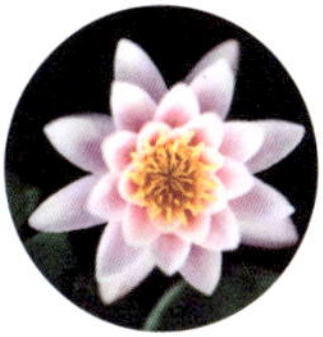

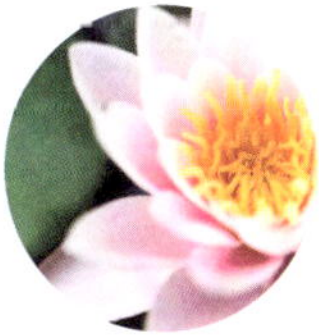

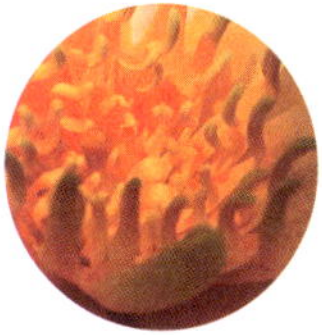

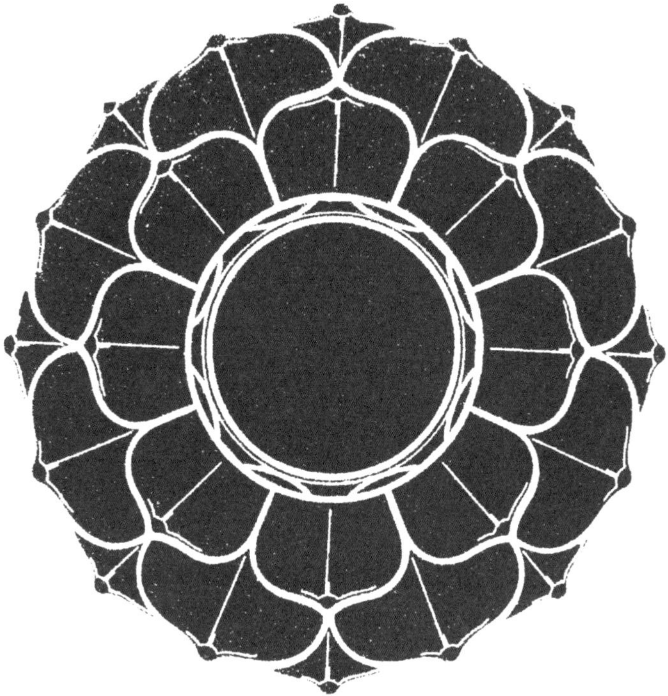

Stärkung der Gesundheit mit Hilfe einer alten buddhistischen Praxis

Stellen Sie sich folgende Situation vor: 25 bis 30 Leute sitzen in einem recht komfortablen Krankenhauszimmer auf Stühlen mit aufrechter Lehne, die in einer Reihe entlang den Wänden aufgestellt sind. Ihre Augen sind geschlossen. Im Raum herrscht Stille. Es sieht so aus, als täten sie nichts, und in einem gewissen Sinne tun sie tatsächlich nichts, - außer dass sie sich in dieser völligen Stille auf die Empfindungen konzentrieren, die mit dem Ein- und Ausströmen ihres Atems in ihrem Körper entstehen.

Diese Übung, auch Sitzmeditation genannt, ist Teil der Achtsamkeitsmeditation, ein Ansatz, der besonders jenen Menschen einen beachtenswerten Weg zur Selbsthilfe bietet, die unter Stress, Schmerzen und chronischen Krankheiten leiden. Die Patienten, die im Raum versammelt sind, leiden unter einem breiten Spektrum von Krankheiten: so zum Beispiel unter Herzleiden, Krebs, Diabetes, chronischen Schmerzen, hohem Blutdruck oder anderen stressbedingten Erkrankungen. Sie alle nehmen an einem achtwöchigen Intensivkurs in Achtsamkeitstraining an der *Stress-Reduction-Clinic* der medizinischen Fakultät der Universität von Massachusetts teil.

Wie andere Geistes- und Körpertherapien, so kann auch die Achtsamkeitsmeditation tiefe Zustände der Entspannung herbeiführen, die die Patienten darin unterstützen, ein erfüllteres und zufriedenstellenderes Leben zu führen und in manchen Fällen werden die körperlichen Symptome direkt verbessert.

Doch anstatt, wie in den bekannteren Formen von Meditation, ablenkende Gedanken zu minimalisieren, indem man sich auf bestimmte Klänge, Ausdrücke oder Gebete konzentriert, folgt man bei der Achtsamkeitsmeditation einem anderen Weg. In dieser Meditation schließt man ablenkende Gedanken, Empfindungen oder physische Beschwerden nicht aus, sondern im Gegenteil, man bringt sie ins

Zentrum des Gewahrseins. Diese Form von Meditationspraxis, die über 2.500 Jahre alt ist, stammt hauptsächlich aus der buddhistischen Tradition und wurde als eine Methode entwickelt, die zu größerer Achtsamkeit und Weisheit führt und die es den Menschen ermöglicht, jeden Augenblick ihres Lebens – auch die schmerzvollen – so erfüllt wie möglich zu leben. Wir erkannten in unserer Klinik, dass die Übung der Achtsamkeit Menschen mit einem breiten Spektrum von schweren physischen Krankheiten zugute kommt.

Seit den 19 Jahren des Bestehens der *Stress-Reduction-Clinic* nahmen über 9.000 klinische Patienten an unserem Programm teil. Fast alle waren von ihren Ärzten hierher verwiesen worden; Ärzte, die zu Anfang wohl selbst dem Wert von Meditation skeptisch gegenüber standen, die aber mit der Zeit die positiven Auswirkungen auf das Befinden ihrer Patienten erkannten.

Die Menschen, mit denen wir bei uns arbeiten, kommen mit einer außergewöhnlichen Bandbreite von medizinischen Diagnosen, aus unterschiedlichsten Lebenszusammenhängen und mit den verschiedensten Problemen. Doch alle teilen den Wunsch, ihren Stress besser bewältigen zu können und ihre inneren Ressourcen zu mobilisieren, um ihre Lebensqualität zu verbessern. Eine typische Klasse setzte sich zum Beispiel aus folgenden Personen zusammen: eine fünfundzwanzigjährige Mutter, die ein sie und ihr zwei Jahre altes Kind betreffendes positives Aids-Testergebnis tief erschüttert hatte; eine 72 Jahre alte Frau mit schweren Herzrhythmusstörungen, deren Ärzte keine Mittel mehr fanden, um ihren Herzrhythmus bei normaler Frequenz zu halten; ein 70 Jahre alter Herzinfarkt-Patient, bei dem zusätzlich Darmkrebs diagnostiziert worden war; zwei Menschen mit Diabetes, die lernen wollten, mit ihren Ängsten besser umzugehen; mehrere Menschen, die unter schweren sich wiederholenden Panikanfällen litten; sowie eine Anzahl von Menschen, die aufgrund ihrer persönlichen Umstände extremen Stresssituationen und Ängsten ausgesetzt waren, die sich auf ihre Gesundheit auswirkten.

Anders als bei gewöhnlichen medizinischen und psychologischen Ansätzen werden in unserer Klinik die Patienten nicht kategorisiert und entsprechend ihrer Erkrankung unterschiedlich behandelt. Wir bieten allen das selbe achtwöchige Trainingsprogramm in Achtsamkeit und Stressreduzierung an. Dabei betonen wir nicht, was an den Menschen „falsch" ist, sondern vielmehr, was „richtig" ist: Ihre Fähigkeiten sich weiterzuentwickeln, ihre inneren Ressourcen zu mobilisieren und ihre Verhaltensmuster auf neue, kreative Weise zu verändern.

Die *Stress-Reduction-Clinic* wird als eine Begleitmaßnahme zur medizinischen Therapie gesehen und nicht etwa als eine Alternative. Das Übungsprogramm verheißt nicht eine Art magische Heilung, wenn andere Behandlungsmethoden versagt haben. Vielmehr handelt es sich um eine sensible und direkte Methode, anhand derer die Zusammenhänge zwischen Geist und Körper direkt selbst erfahren und verstanden werden können, und dieses Verständnis kann den Menschen dabei helfen, besser mit ihrer Krankheit und ihrem Leben umzugehen.

Bisher ist wissenschaftlich nicht gesichert, ob die Praxis der Achtsamkeit bestimmte Krankheiten verlangsamen oder sogar direkt zu ihrer Heilung beitragen kann. Diesbezügliche Fragen werden zur Zeit in verschiedenen Studien untersucht. Wir finden jedoch bei den Menschen, die wir betreuen, deutliche Hinweise darauf, dass Achtsamkeit ihnen hilft, ihre Lebenssituation, einschließlich der Krankheit derentwegen sie in unsere Klinik kommen, besser bewältigen zu können, und das ist unser vordergründiges Ziel.

Unsere Patienten setzen sich aus allen Altersgruppen und Berufsklassen zusammen und gehören der durchschnittlichen, arbeitenden Mittelschicht an. Sie besitzen weder ein spezielles Wissen über Meditation noch ein Interesse daran; in der Tat kommen die meisten auf Anweisung ihres Arztes. Wir präsentieren das Übungsprogramm von Anfang an als eine Herausforderung an die Teilnehmenden: Was können sie – in Ergänzung der Arbeit ihrer Ärzte und sonstiger Fachkräfte – selber tun, um sich zu helfen?

Dabei weisen wir sie sanft darauf hin, dass der Kurs in Stressreduktion zumindest am Anfang selbst als stressig empfunden werden kann, da er eine aktive Mitarbeit und Disziplin erfordert. Zum Beispiel gehört die eigenständige Durchführung einer 45-minütigen Meditation an mindestens sechs Tagen pro Woche dazu. Für die meisten bedeutet allein dies eine erhebliche Veränderung ihres Lebensstils. Aber nicht nur das. Eben weil es so aussieht, als täten wir – zumindest aus herkömmlicher Sicht – gar nichts, wenn wir meditieren, erfordert es eine gewisse innere Standhaftigkeit und Disziplin, um die Zweifel über das „Nichtstun" überwinden zu können.

Für einige Menschen werden die Schwierigkeiten der Meditationspraxis durch tiefe Zustände der Entspannung und die damit einhergehenden angenehmen Gefühle erleichtert, die die Meditation häufig hervorbringt. Doch Achtsamkeitsmeditation ist weit mehr als nur Entspannung und Druckfreiheit. Vielmehr zielt sie darauf ab, eine größere innere Festigkeit zu entwickeln, die es uns erlaubt, jeder Lebenserfahrung mit mehr Gleichmut, Klarheit, Verständnis und Weisheit zu begegnen, um angemessen und wirkungsvoll aus dieser Klarheit und diesem Verständnis heraus handeln zu können.

Dies bedingt, dass sowohl unsere Spannungen, der Stress und die körperlichen Schmerzen, als auch unsere Geisteszustände wie Angst, Wut, Frustration, Enttäuschung, Unsicherheit und Wertlosigkeit ein Teil unserer Achtsamkeit sein müssen. Wenn diese Zustände in Erscheinung treten, müssen wir ihnen begegnen, sie akzeptieren und sogar willkommen heißen. Warum? Weil das Eingeständnis der Wirklichkeit, so wie sie eben in diesem Augenblick ist, ob angenehm oder unangenehm, der erste Schritt hin zu einer Veränderung dieser Realität und unserem Verhältnis dazu ist. Wenn wir den Dingen nicht auf diese Weise begegnen, fahren wir uns wahrscheinlich fest und haben Schwierigkeiten uns zu verändern oder zu wachsen.

Zu Beginn sagen wir den voraussichtlichen Teilnehmern, dass sie die Meditationspraxis nicht mögen müssen, sie müssen sie nur während der acht Wochen, die der Kurs läuft, tun. Wir legen ihnen nahe, dass sie dem Programm ohne einen Plan oder irgendwelche Erwartungen, dass etwas Besonderes passieren müsste, folgen; nicht einmal Entspannung oder Stressreduzierung sollen sie erwarten! Dadurch wollen wir erreichen, dass sie dem Programm mit einem so frischen und offenen Geist wie möglich folgen und bereit sind zu schauen, was passiert.

Was ist Achtsamkeit?

Die meisten Menschen, die das Wort Meditation hören, verstehen darunter transzendentale Meditation oder ähnliche Übungen, die eine Entspannung bewirken. In diesen Zugängen richtet man die Aufmerksamkeit auf ein Objekt, gewöhnlicherweise die Empfindungen des Ein- und Ausströmens des Atems oder ein *Mantra* (ein spezieller Klang oder eine Wortfolge, die man still im Geist wiederholt). Alle anderen Dinge, die im Geist entstehen, werden als Ablenkungen angesehen, die nicht verfolgt werden sollen. Solche Übungen können tiefe Zustände der Ruhe hervorrufen und entwickeln eine stetige Aufmerksamkeit. Sie sind als Konzentrationsmeditationen bekannt, oder auch als Meditationen der Einsgerichtetheit. Bei den Buddhisten werden sie *shamatha-* oder *samadhi*-Meditationen genannt.

Achtsamkeit ist die andere wesentliche Richtung von Meditationspraxis, auch bekannt als *vipassana* oder Einsichts-Meditation. In der Übung von Achtsamkeit macht man anfangs Gebrauch von einer einsgerichteten Aufmerksamkeit, um Ruhe und Beständigkeit zu kultivieren, doch anschließend geht man darüber hinaus, indem man die Objekte der Beobachtung erweitert, sowie ein Element des Erforschens einbringt. Wenn Gedanken oder Gefühle entstehen, ignoriert man sie nicht, noch unterdrückt man sie, noch analysiert oder beurteilt man ihren Inhalt. Stattdessen betrachtet man sie, absichtlich und so gut man kann, ohne sie zu bewerten, wie sie von Moment zu Moment als Ereignisse im Feld des Gewahrseins entstehen.

Ironischerweise führt diese umfassende Wahrnehmung der Gedanken, die im Geist entstehen und vergehen, dazu, dass man sich weniger in ihnen verstrickt. Der

Beobachter erhält einen tieferen Einblick in seine Reaktionsweisen auf Alltägliches und auf Schwierigkeiten. Indem die Gedanken und Gefühle aus einem gewissen

„Ironischerweise führt diese umfassende der Gedanken – die im Geist entstehen dazu, dass man sich weniger in ihnen ver-

Abstand heraus betrachtet werden, kann klarer erkannt werden, was tatsächlich im Geist abläuft. Es wird gesehen, wie ein Gedanke nach dem anderen entsteht und vergeht. Man kann den Inhalt der Gedanken benennen, die Gefühle, die mit ihnen verbunden sind und dann auch die Reaktionen auf diese Gefühle. Vielleicht wird man sich so der Absichten, Verhaftungen, Vorlieben, Abneigungen und Unstimmigkeiten bewusst, die sich in den eigenen Ideen verbergen. So können wir Einsichten gewinnen: was uns antreibt, wie wir die Welt sehen, was wir denken und wer wir sind – Einsichten somit in unsere Ängste und Wünsche.

Der Schlüssel der Achtsamkeitspraxis liegt nicht so sehr im Objekt unserer Aufmerksamkeit, sondern in der Qualität der Aufmerksamkeit, die wir jedem Moment entgegenbringen. Außerordentlich wichtig ist, dass die Aufmerksamkeit einem stillen Zusehen, einem unparteiischen Beobachten gleicht, das nicht bewertet oder die inneren Erfahrungen ständig kommentiert. Ein reines, urteilsfreies Wahrnehmen der Moment-zu-Moment-Erfahrung hilft uns zu sehen, was in unserem Geist geschieht, ohne dies zu verändern oder zu zensieren, ohne es zu intellektualisieren oder uns in unaufhörlichem Denken zu verlieren.

Dieses untersuchende, differenzierende Beobachten von allem, das in diesem Augenblick entsteht, ist das Merkmal von Achtsamkeit, und eben darin unterscheidet sie sich von den meisten anderen Meditationsformen. Das Ziel von Achtsamkeit ist es, mehr gewahr zu sein, mehr mit dem Leben verbunden zu sein, mehr damit verbunden zu sein, was immer auch gerade in unserem Körper und Geist geschieht – mit dem, das ist, jetzt, im gegenwärtigen Augenblick. Sollten wir einen plagenden Gedanken oder ein Gefühl oder einen wahren körperlichen Schmerz empfinden, so widerstehen wir in jedem Moment der Versuchung, uns dieser unangenehmen Erfahrung zu entziehen. Stattdessen versuchen wir, sie so klar wie möglich zu sehen und anzunehmen, eben weil sie bereits in diesem Augenblick gegenwärtig ist.

Wahrnehmung und vergehen – strickt.“

Annehmen heißt selbstverständlich nicht Passivität oder Resignation. Im Gegenteil, wenn wir den Moment voll und ganz so annehmen wie er ist, öffnen wir uns den Erfahrungen des Lebens umfassender und werden fähiger, jeder Situation, die sich präsentiert, angemessen zu begegnen. Akzeptanz bietet einen Weg an, durch die Höhen und Tiefen des Lebens zu navigieren – das, was Zorba, der Grieche, „die totale Katastrophe“ nannte – mit Würde, Humor und vielleicht mit einem Verständnis für die größeren Zusammenhänge; etwas, das für mich Weisheit bedeutet.

Folgendes Bild kann vielleicht Achtsamkeit veranschaulichen: Vergleichen wir den Geist mit der Oberfläche eines Sees oder Meeres. Auf ihr gibt es immer Wellen, manchmal große, manchmal kleine. Viele Leute denken, dass das Ziel der Meditation darin bestünde, die Wellen zu verhindern, so dass die Oberfläche flach, friedlich und ruhig wird. Doch dies ist eine irreführende Vorstellung. Viel besser wird der wahre Geist der Achtsamkeitspraxis von folgendem Bild illustriert, das mir einst jemand beschrieb: Es zeigt einen etwa siebzigjährigen Yogi, Swami Satchidananda, wie er, mit weißem Rauschebart und wehenden Roben, auf einem Surfbrett stehend in Hawaii auf einer Welle reitet. Die Überschrift lautete:

„Du kannst die Wellen nicht stoppen,

Wie Sie selbst Achtsamkeit praktizieren können

Achtsamkeit wird in zwei Weisen geübt, die beide notwendig sind, um sie in unser Leben zu integrieren. Die erste ist die formelle Meditation, in der spezifische Methoden angewendet werden, die uns dabei helfen, über eine ausgedehnte

aber du kannst lernen, sie zu reiten."

Zeitspanne hinweg wach und achtsam im Augenblick zu bleiben. Der andere Bereich ist die formlose Praxis. In ihr geht es darum, uns einfach daran zu erinnern, während der alltäglichen Aktivitäten gegenwärtig zu sein und von Zeit zu Zeit „nachzuschauen", ob wir in der Tat achtsam sind. Letztendlich muss man sich Achtsamkeit am besten als eine Art des Seins vorstellen und weniger als eine Technik. Grundsätzlich ist es eine Frage, ob und zu welchem Grade wir willens sind, wach bei der Entfaltung unseres Lebens dabeizusein.

Die formelle Praxis

An unserer Klinik werden drei verschiedene Formen formeller Meditation gelehrt; der sogenannte *Body-Scan,* die Sitzmeditation, sowie verschiedene Positionen aus dem *Hatha-Yoga,* die langsam, sanft und achtsam ausgeführt werden. Diese drei Ansätze bieten in vielfältiger Weise unterschiedliche Türen, die in den gleichen

Raum führen. Wir ermutigen alle Beteiligten den Zugang herauszufinden, der ihnen am besten liegt, indem sie alle drei Formen für einige Wochen ausprobieren. Dabei ist die Achtsamkeit des Atmens ein integraler Bestandteil von allen drei Techniken.

Jede dieser formellen Methoden hat einen Fokus oder eine Sequenz von Fokuspunkten, auf die die Aufmerksamkeit gerichtet wird. Doch was auch immer das Objekt der Betrachtung ist, in der Regel dauert es nicht lange, bis der Geist abschweift, obgleich wir fest entschlossen waren, bei der Sache zu bleiben. Jedes Mal, wenn wir dies bemerken, nehmen wir so urteilslos wie möglich wahr, wohin der Geist gewandert ist, bevor wir den Geist wieder auf das ursprüngliche Objekt richten. Wir bemerken zum Beispiel, dass wir mit einer Erinnerung oder Zukunftsphantasie beschäftigt waren, dass wir in eine Körperempfindung vertieft oder von Gefühlen der Langeweile, Ungeduld oder Angst erfüllt waren. Danach erst bringen wir die Aufmerksamkeit wieder zu unserem ursprünglichen Objekt der Meditation zurück.

„Hier bedeutet verpflichtet, in

Obwohl dieser Aspekt, die Aufmerksamkeit immer wieder auf ein bestimmtes Objekt zurückzubringen – sei es der Atem oder etwas anderes – dem der Konzentrations-Meditationen gleicht, so unterscheidet sich diese Art der Meditation doch durch ein wichtiges zusätzliches Element: Man beobachtet auch, wohin der Geist gewandert ist. Dadurch wird man sich von Moment zu Moment der wechselnden Natur jeder Erfahrung bewusst, und hierin liegt das Merkmal der Achtsamkeitsübung.

Beim **Body-Scan** lässt man die Achtsamkeit langsam und systematisch durch die verschiedenen Regionen des Körpers wandern – von den Füßen bis zum Scheitel –

und nimmt währenddessen bewusst die körperlichen Empfindungen wahr. Meist liegt man bei dieser Übung auf dem Rücken, wodurch sich diese Methode vor allem für Menschen mit chronischen Schmerzen oder anderen körperlichen Beschwerden eignet.

Die bekannteste Form der Achtsamkeitspraxis ist die der **Sitzmeditation,** wie sie in den zahllosen Figuren des sitzenden Buddha abgebildet wird. In der

> **Praxis, dass man sich voll und ganz dazu jedem Augenblick gegenwärtig zu sein.“**

buddhistischen Tradition symbolisieren diese Abbildungen die Verwirklichung des vollständig erwachten Geistes.

In der Sitzmeditation ist es wichtig, in einer würdevollen Haltung zu sitzen, mit aufrechtem Kopf, Nacken und Rücken, ohne sich jedoch dabei zu versteifen. Die meisten unserer Patienten entscheiden sich dafür, auf einem Stuhl mit gerader Rückenlehne anstatt kreuzbeinig auf dem Boden auf einem Kissen zu sitzen. Wie auch immer, die Position sollte eine wache und würdevolle innere Haltung ausstrahlen.

Gewöhnlich beginnt man damit, ein einzelnes Objekt für die Achtsamkeit zu wählen – zum Beispiel den Atem. Genauer gesagt, man konzentriert sich auf einen Aspekt des Atmens, wie das Ein- und Ausströmen der Luft an unserer Nasenspitze oder die sanfte Dehnung und Senkung unserer Bauchdecke mit jedem Ein- und Ausatmen. Hat sich ein gewisser Grad von Konzentration entwickelt, kann die

Achtsamkeit über die wechselnden Empfindungen des Atems hinaus ausgedehnt werden. Geräusche, Empfindungen, Gedanken oder andere Objekte werden achtsam wahrgenommen, sobald sie in das Gewahrsein dringen. Dabei wird so gut wie möglich versucht, eine ruhige, nicht-reaktive und stetige Aufmerksamkeit beizubehalten, der der Atem als Anker dient.

Eine vollständige Beschreibung des **Hatha-Yoga** und seines Stellenwerts im Rahmen des Achtsamkeitstrainings geht über den Rahmen dieses Einführungstextes hinaus. So soll hier nur erwähnt werden, dass es bei korrekter Durchführung ebenso eine sanfte und wirkungsvolle körperorientierte Meditation ist, wie auch eine Methode den Körper zu kräftigen, seine Flexibilität und Harmonie zu stärken und die Entwicklung von innerer Ruhe und Achtsamkeit zu fördern. Während der Yoga-Übungen kann man Achtsamkeit praktizieren, indem man sowohl auf den Atem achtet, als auch die verschiedenen körperlichen Empfindungen des Hebens, Streckens und Balancierens während der vielfältigen Positionen wahrnimmt.

„Praxis bedeutet Ruhe, Achtsamkeit in diesem Moment,

Zu Beginn ist es nicht einfach, die Motivation für die formelle Meditationspraxis aufrecht zu halten, auch lassen sich diese Techniken nicht leicht aus einem Buch lernen. Daher kann es sehr hilfreich sein, eine Gruppe von Gleichgesinnten zu finden, die ebenfalls regelmäßig praktizieren wollen. Auch diese CD mit den geführten Meditationen kann für die eigene Praxis von Nutzen sein.

Die informelle Praxis

Die Zeit und Energie, die man der formellen Praxis widmet, unterstützt und stärkt die Fähigkeit im Alltag achtsam zu sein. Theoretisch ist es einfach, während des Tages achtsam zu sein. Wir brauchen uns bloß in jedem Augenblick daran zu erinnern, gegenwärtig zu sein. Obgleich es so einfach ist, lässt es sich doch nicht so leicht in die Realität umsetzen. Stattdessen tendieren wir dazu, einen guten Teil unseres Lebens gedankenlos, gewohnheitsmäßig und mechanisch zu verbringen, verwickelt in unsere eigenen Gedanken und Gefühle, unsere Launen und Reaktionen auf die Dinge und nur selten sehen wir sie in einem größeren Zusammenhang. Es ist schwie-

ganz einfach eine Einladung an uns, und Gleichmut zu verkörpern, hier, jetzt, so gut wir können.“

rig, aus dieser Gewohnheit auszubrechen. Da Achtsamkeit einfach ein Moment-zu-Moment-Gewahrsein ist, kann jede Tätigkeit zu einer Gelegenheit werden, Achtsamkeit zu praktizieren: essen, duschen, rasieren, gehen, fahren, arbeiten, trainieren, Tennis spielen, Geschirr spülen, einkaufen, putzen, sprechen, mit den Kindern spielen und viele andere Situationen, mit denen wir täglich umgehen müssen.

Das Wundervolle an der informellen Achtsamkeitspraxis ist, dass sie keine zusätzliche Zeit beansprucht. Alles was gebraucht wird, ist ein Wandel im Bewusstsein, ein Umschalten von der gewohnheitsmäßigen blinden Daseinsweise zu wacher Präsenz.

Eine Anmerkung zur Bedeutung der Praxis

Obgleich wir das Wort *Praxis* gebrauchen, um die Kultivierung von Achtsamkeit zu beschreiben, sollte man dieses Wort nicht im herkömmlichen Sinn verstehen: dass wir etwas üben, um besser und besser zu werden – in Vorbereitung auf ein „großes Ereignis", in dem wir uns zu bewähren haben. Hier bedeutet Praxis, dass man sich voll und ganz dazu verpflichtet, in jedem Augenblick gegenwärtig zu sein. Man versucht weder sich zu verbessern noch irgendwohin zu gelangen. Auch bemüht man sich nicht um bestimmte Einsichten oder Visionen, noch schwelgt man in einer Ich-Zentriertheit oder Ich-Bewusstheit. Praxis bedeutet ganz einfach eine Einladung an uns, Ruhe, Achtsamkeit und Gleichmut zu verkörpern, hier, jetzt, in diesem Moment, so gut wir können.

Selbstverständlich vertiefen sich Ruhe, Achtsamkeit und Gleichmut mit unserem rechtem Bemühen und der Kontinuität der Übung. Erkenntnisse, Einsichten und tiefe Erfahrungen von Stille und Freude stellen sich ein. Aber es wäre verkehrt zu sagen, das Ziel der Praxis sei, diese Erfahrungen zu kreieren. Im Geist der Achtsamkeit zu praktizieren heißt, um seiner selbst willen zu üben und jeden Augenblick – ob angenehm oder unangenehm, gut, schlecht oder widerlich – so zu nehmen, wie er ist und dann damit umzugehen. Mit dieser Haltung wird der Alltag zur Praxis und das Leben selbst wird zu unserem Meditationsmeister und Führer.

„Mit dieser Haltung wird selbst wird zu unserem

Nutzen für Körper und Geist

Die meisten Patienten, die an unserem Programm für Stressreduzierung teilnehmen, berichten davon, dass sie es genossen haben und dass es einen entscheidenden Wendepunkt in ihrem Leben bedeutet. Wir dokumentieren die Kurz- und Langzeitwirkungen des Programms, indem wir den Gesundheitszustand der Patienten am Anfang und am Ende des Kurses ermitteln und anschließend periodisch untersuchen. Im Allgemeinen stellen wir über die acht Wochen des Kursverlaufs einen starken Rückgang der medizinischen Symptome, über die die Patienten klagten, fest. Auch psychologische Symptome wie Angst, Depression und Feindseligkeit nehmen stark ab. Diese Verbesserungen treten reproduzierbar bei der Mehrzahl der Patienten auf. Die Veränderungen stellen sich auch unabhängig von der gestellten medizinischen Diagnose ein, was nahe legt, dass das Programm Menschen dient, die mit sehr unterschiedlichen Krankheiten und aus sehr verschiedenen Lebensumständen zu uns kommen.

der Alltag zur Praxis und das Leben Meditationsmeister und Führer.“

Zusätzlich zur Abnahme der Krankheitssymptome stellen die Teilnehmer und Teilnehmerinnen eine Verbesserung ihrer gesundheitsbezogenen Einstellungen und Verhaltensweisen und ihrer Sicht auf sich und die Welt fest. Sie berichten, dass sie sich selbstbewusster und standhafter fühlen und dass ihre Motivation, sich besser um sich zu kümmern, gestiegen ist. Auch besitzen sie ein größeres Vertrauen in ihre

Fähigkeiten, in schwierigen Situationen angemessen zu handeln. Sie empfinden, sie hätten mehr Kontrolle in ihrem Leben, eine stärkere Bereitschaft schwierige Situationen als Herausforderung und nicht als Bedrohung zu sehen und fänden mehr Sinn in ihrem Leben. In den Nachfolgeuntersuchungen zeigte sich, dass die Mehrzahl der Teilnehmer auch noch nach vier Jahren Achtsamkeit auf die eine oder andere Weise (formell oder informell) praktizierte und sie das Gelernte immer noch nützlich fanden.

„Etwas ändert sich in der Beziehung man sich ihm mit der Absicht nähert, men, mit ihm zu atmen und sich in indem man sich den schmerzhaften zuwendet, ohne sich ihnen gleich zu

Wie Achtsamkeit funktioniert

Achtsamkeit ist eine komplexe Disziplin, die eine ganze Reihe formeller und nichtformeller Praktiken einschließt. Sie übt daher auf verschiedene Weise einen positiven Einfluss auf unseren geistigen Zustand wie auch auf unsere Gesundheit aus. Dabei spielen Entspannung und Änderungen in unserem Gewahrsein unterschiedliche Rollen – und ergänzen sich dennoch. Ein Musterbeispiel ist die Anwendung von Achtsamkeit bei chronischen Schmerzzuständen, die nur unzureichend medikamentös oder chirurgisch behandelt werden können.

Vor allem bei Patienten mit Kopfschmerzen, die auf Muskelverspannungen zurückzuführen sind, kann eine tiefe Entspannung zum völligen Abklingen der Symptome führen. In anderen Fällen hingegen, zum Beispiel bei Patienten mit chronischen Rückenschmerzen oder Nervenverletzungen, kann mit regelmäßiger Entspannung nur teilweise eine Erleichterung erzielt werden.

zum Schmerz, wenn ihn nur wahrzuneh- ihn sinken zu lassen, Empfindungen einfach entziehen."

Nichtsdestotrotz scheint auch in vielen solcher Fälle eine regelmäßige Praxis der Achtsamkeitsmeditation sinnvoll zu sein, da sie den Grad des Leidens, der mit dem chronischen Schmerzleiden verbunden ist, mindert. Etwas ändert sich in der Beziehung zum Schmerz, wenn man sich ihm mit der Absicht nähert, ihn nur wahrzunehmen, mit ihm zu atmen und sich in ihn sinken zu lassen, indem man sich den schmerzhaften

Empfindungen einfach zuwendet, ohne sich ihnen gleich zu entziehen. Das ist nicht einfach. Doch konnten wir beobachten, dass eine solche systematische Praxis der Achtsamkeit den Menschen mit der Zeit hilft, ihre Beschwerden als körperliche Empfindungen zu sehen, die getrennt und unterscheidbar von ihren negativen Emotionen, Gedanken und Interpretationen sind, die diese Empfindungen oft hervorrufen. Diese Veränderung der Wahrnehmung kann zu mehr Akzeptanz und einer neutraleren Haltung gegenüber der Erfahrung des Schmerzes führen. Mittels Achtsamkeit werden wir unmittelbar der reaktiven Gedanken und Gefühle gewahr, die häufig mit intensiven Beschwerden verbunden sind, wie „Dieser Schmerz bringt mich um," oder „Ich kann nicht weitermachen, wenn das so weiter geht." Das Ausmaß der Schmerzerfahrung wird durch derartige unbewusste Reaktionen verstärkt, doch diese lassen sich unter unsere bewusste Kontrolle bringen.

„Hiermit sollte deutlich Achtsamkeitspraxis der sich ein gewisses sondern um eine Art Leben in jedem Moment und zu schätzen."

Wenn die Leute innehalten und sich die Frage stellen, „Jetzt, in diesem Moment, bringt mich der Schmerz wirklich um?" lautet ihre Antwort gewöhnlich: „Nein". In anderen Worten: Achtsamkeit hilft den Patienten zu verstehen, dass die Tiefe ihres Schmerzes ihrer Angst entspringt, dass sich dieser Schmerz unablässig und unkontrollierbar fortsetzen wird, und nicht etwa ihrem reinen, körperlichen Erleben. Dieses Wissen reicht oft schon aus, die Menschen zu motivieren, weitere praktische Wege zu finden, um mit ihren bedeutenden, chronischen Schmerzen und den Einschränkungen, die diese mit sich bringen, so zu leben, dass die Schmerzen nicht völlig ihre Existenz bestimmen und so die Qualität ihres Lebens untergraben. Dies ist vor allem für die Menschen hilfreich, denen Schmerzmedikamente eine unzureichende Linderung verschaffen oder solchen, denen die Einnahme von Betäubungsmitteln widerstrebt.

Eine regelmäßige Praxis der Achtsamkeit kann auch das körperliche Befinden verbessern, indem es das Bewusstsein unserer Verbundenheit mit anderen Menschen und unserer Umwelt stärkt. Viele Menschen berichten, dass Achtsamkeits-

geworden sein, dass es sich bei der
nicht etwa um eine Methode handelt, mit
Gesundheitsproblem behandeln lässt,
zu leben, die es uns ermöglicht, unser
mit größerer Tiefe und Fülle zu erleben

meditation ihr Gefühl, ein Teil dieses Lebensstromes zu sein, vertieft, ein Gefühl, das viele als ein Einssein mit der Welt, als ein Ganzsein und als ein Teilhaben an einem größeren Ganzen beschreiben.

Zusammen mit anderen positiven psychologischen Wandlungen, die wir an den Leuten in unserer Klinik verfolgen konnten, bedeutet ein tieferes Vertrauen und ein Gefühl des „Einsseins“, dass die Praxis von Achtsamkeit in den Menschen eine tiefgründige Veränderung in der Auffassung von sich selbst und in ihrer Beziehung zur Umwelt bewirken kann. Unseren Nachsorgeuntersuchungen haben gezeigt, dass diese tiefe psychologische Wende auch noch nach drei Jahren wirksam ist – und wahrscheinlich noch länger.

Hiermit sollte deutlich geworden sein, dass es sich bei der Achtsamkeitspraxis nicht etwa um eine Methode handelt, mit der sich ein gewisses Gesundheitsproblem behandeln lässt, sondern um eine Art zu leben, die es uns ermöglicht, unser Leben in jedem Moment mit größerer Tiefe und Fülle zu erleben und zu schätzen. Jedoch kann Achtsamkeit nur dann wirkungsvoll sein, wenn wir die Disziplin für eine regelmäßige Praxis aufbringen und uns auch im Alltag bemühen, achtsam zu sein. Obwohl dies nicht jedermanns Sache ist, so fanden wir doch, dass das Gros der Durchschnittsamerikaner an dieser relativ disziplinierten und anspruchsvollen Arbeit der Meditation über eine Periode von acht Wochen hinweg Freude gewinnen kann; ausreichend jedenfalls, um hinterher jahrelang in der einen oder anderen Form eigenständig fortzufahren. Wir fanden auch, dass diejenigen, die den Kurs vorzeitig abbrachen oder sich einschrieben, aber nie erschienen, ein bis zwei Jahre später zurückkamen und erklärten, sie wären nun bereit, die notwendigen Verpflichtungen einzugehen.

Es ist wichtig zu wissen, dass es kein Problem ist, wenn man ein-, zweimal meditiert hat und sich danach noch nicht entspannt fühlt. Hier liegt ein grundsätzlicher Unterschied zwischen einer Entspannungsübung und Meditation, vor allem Achtsamkeitsmeditation. Wenn man Übungen macht, die explizit der Entspannung dienen, sich aber am Ende nicht entspannt fühlt, kann man sich leicht als Versager sehen. Entweder sind wir „nicht gut darin“ oder die Methode „funktioniert nicht“. Auf diese Weise ist es möglich, dass man in seinen Anstrengungen sich zu entspannen das Gefühl hat zu versagen.

Formale Achtsamkeitsmeditation kennt kein Versagen. Es ist nicht möglich, da ein bestimmtes Ziel oder Gefühl gar nicht erst angestrebt wird. So lange wir willens sind zu atmen und für den Zustand, der bereits zugegen ist, präsent zu sein, praktizieren wir Achtsamkeit. Wenn wir bei dem bleiben, was ist, werden wir ohne Zweifel bemerken, wie der Geist, der Körper, ja alles ständig sich verändert. Währenddessen sitzen wir lediglich da oder wandern mit unserer Aufmerksamkeit durch den Körper oder üben Yoga. Mit der Zeit vertiefen sich Konzentration und Achtsamkeit und wenn diese sich vertiefen, gewinnen wir mehr Zugang zu Entspannung, innerer Ruhe und kontinuierlicher Achtsamkeit. Dies kann zu neuen Erkenntnissen darüber führen, wer wir sind und wie wir uns gegenüber der Welt verhalten.

Fragen wie „Bin ich gerade aufmerksam?“ oder „Wie finde ich mich vor?“, die wir uns von Zeit zu Zeit stellen mögen, können uns unterstützen, die Achtsamkeit im Alltag zu bewahren. Auch ist es sehr hilfreich, immer wieder den Atem oder die Körperempfindungen zu spüren, während wir durch den Tag gehen.

Achtsamkeit ist hier, in diesem Augenblick, wann immer wir wollen. Nichts Besonderes gehört dazu. Wie der Dichter Kabir bereits im 15. Jahrhundert sagte:

Werfe alle Gedanken und Vorstellungen fort
und halte Dich nur an das, was Du bist.

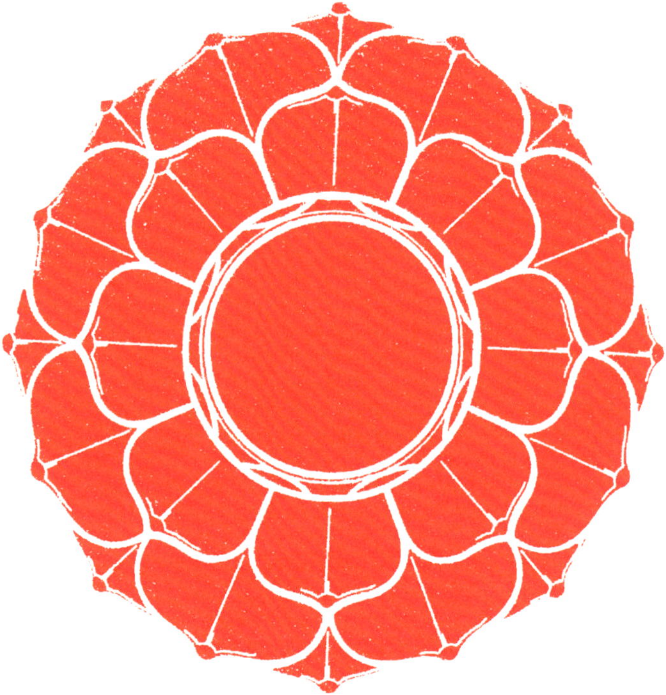

Der Body-Scan

In der *Stress-Reduction-Clinic* von Dr. Kabat-Zinn bildet der Body-Scan das Fundament für alle weiteren Meditationstechniken. Der Body-Scan ermöglicht es Ihnen, Ihre Aufmerksamkeit über längere Zeit gezielt auf etwas zu richten. Das steigert Ihre Konzentrationsfähigkeit und hilft Ihnen, Achtsamkeit und eine Vorstufe der inneren Ruhe zu entwickeln. Seine größte Wirkung kann der Body-Scan dann entfalten, wenn Sie ihn über mehrere Wochen täglich praktizieren.

Beim Body-Scan werden Sie die verschiedenen Regionen Ihres Körpers erkunden. Dazu legen Sie sich auf den Rücken und lenken Ihre Aufmerksamkeit systematisch durch den Körper: Stück um Stück, von einem Körperteil zum nächsten – jeden Moment Ihrer Empfindungen bewusst.

Auf dem Rücken zu liegen, kann eine wunderbare Meditationsvariante sein, wenn es Ihnen gelingt, in dieser Position wach zu bleiben. Damit Sie nicht in den Schlaf sinken, empfiehlt es sich, die Beine nicht zu kreuzen und die Arme längs des Körpers auszubreiten, wobei die Handflächen nach oben weisen.

Der geleitete Body-Scan auf dieser CD kann Ihnen dabei helfen, Ihren Körper bis ins kleinste Detail „abzutasten“:

Von den Zehen des linken Fußes, durch die Beine zum Becken, von den Zehen des rechten Fußes erneut zum Becken, aufwärts durch den Rumpf, die Lenden, den Bauch, das Kreuz, die Brust bis in die Schultern. Von den Fingern durch die Arme zu den Schultern, von dort zum Hals, zum Gesicht, zum Hinterkopf und zum Scheitel.

Der Body-Scan ermöglicht es Ihnen, Ihre Aufmerksamkeit jeweils auf einen Körperteil zu richten, ihn tatsächlich zu spüren und darin zu verweilen, während man mehrmals in ihn hinein- und aus ihm herausatmet. Was so selbstverständlich klingt, mag ungeahnte Wirkungen entfalten: Durch das bewusste Loslassen der gewohnten körperlichen Empfindungen und aller damit verbundenen inneren Bilder und Gedanken können sich die Muskeln lockern und angestaute Spannungen freigesetzt werden.

Ihre Aufmerksamkeit bewegt sich während des Body-Scans in einer kleinen Zone an Ihrem Körper entlang, „sammelt“ Spannungen und Schmerzen ein und transportiert sie zum Scheitel, wo sie ausgeatmet werden und einen gereinigten Körper zurücklassen. Vergegenwärtigen Sie sich diesen Reinigungs- oder Entgiftungsprozess jedesmal, wenn Sie den Body-Scan durchführen. Das mag Ihre Heilung unterstützen und im Körper das Gefühl des Ganz-Seins wiederherstellen.

So wichtig diese Reinigung auch ist: Sie können sie nicht bewirken. Überlassen Sie die Reinigung sich selbst. Geraten Sie nicht in die Situation, sie herbeizuwünschen oder als „gut“ oder „schlecht“ zu beurteilen. Fahren Sie stattdessen unbeirrt damit fort, Ihren Körper achtsam abzutasten.

Zu Beginn

Die Reaktionen der Menschen auf den Body-Scan sind sehr unterschiedlich: Einige erfahren einen Zustand innerer Ruhe und des Wohlseins, andere erfahren mitunter verstärkte Spannungen, Schmerzen, Wut, Langeweile, Ungeduld oder andere unangenehme Gefühle.

Aber ob Sie nun angenehme oder unangenehme Gefühle haben: Beide sind nicht so wichtig. Was zählt, ist Ihre Bereitschaft, die Gefühle aufmerksam zu begleiten – ganz gleich, ob sie angenehm, unangenehm oder neutral sind.

„Gestatten Sie ob angenehm oder wenn es an der

Vielleicht fällt es Ihnen in den ersten Stunden auch schwer, Ihre Zehen oder andere Bereiche des Körpers zu „erspüren". Möglicherweise sind Sie von chronischen Schmerzen geplagt, die Sie dermaßen ablenken, dass es Ihnen zunächst kaum möglich ist, einen Zugang zu anderen als den schmerzenden Körperregionen zu finden.

Vielleicht empfinden Sie die Übungen derart entspannend, dass Sie inmitten des Body-Scans einschlafen.

Diese und ähnliche Erfahrungen sind in der Anfangsphase völlig normal. Lassen Sie sich davon nicht beirren. Nehmen Sie diese Erfahrungen vielmehr einfach zur Kenntnis und fahren Sie fort, den Body-Scan zu praktizieren.

Möglicherweise schmerzhaft

Es mag sein, dass Sie während der Übung mit Schmerzen konfrontiert werden. Lassen Sie sich auch von ihnen nicht beirren. Bleiben Sie mit Ihrer Aufmerksamkeit beim Body-Scan – so gut es eben geht.

sich, die Intensität eines jeden Gefühls – unangenehm – zu erfahren, und zwar dann, Reihe ist."

Sollten die Schmerzen in einer Region Ihres Körpers so stark werden, dass Sie sich unmöglich auf andere Regionen konzentrieren können, mag es auch hilfreich sein, die Aufmerksamkeit direkt auf die schmerzende Stelle zu richten. Anstatt damit fortzufahren, Ihren Körper in der Vorstellung „abzutasten", atmen Sie bewusst in den betreffenden Bereich hinein und wieder aus ihm heraus. Lassen Sie keine Sekunde in Ihrer Aufmerksamkeit nach. Nehmen Sie alle aufsteigenden Gefühle und Gedanken wahr. Sobald der Schmerz nachlässt, kehren Sie zu den Zehen zurück und „tasten" den ganzen Körper erneut ab.

Gestatten Sie sich, die Intensität eines jeden Gefühls – ob angenehm oder unangenehm – zu erfahren, und zwar dann, wenn es an der Reihe ist.

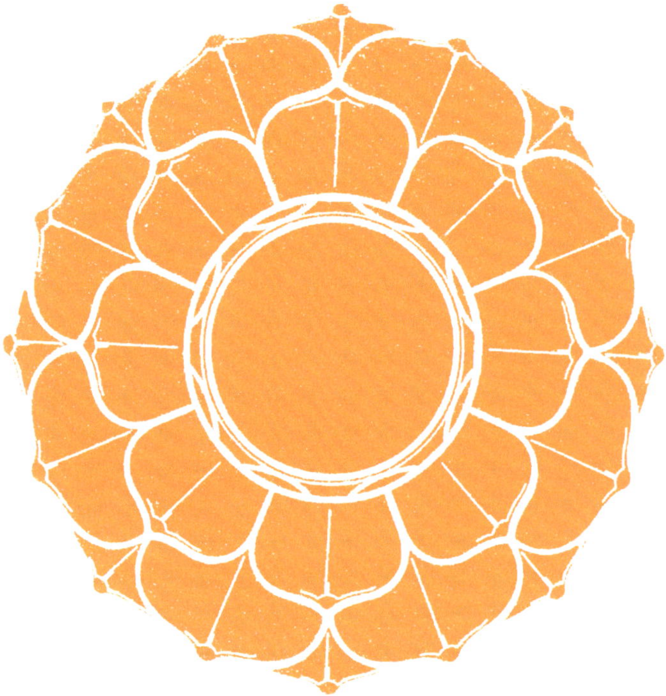

Die Sitzmeditation

Im Mittelpunkt der formalen Meditationspraxis steht die Sitzmeditation. In ihr atmen und sitzen wir, zwei Tätigkeiten, die uns andauernd und täglich begegnen. Das Sitzen in der Meditation unterscheidet sich jedoch vom gewohnten, alltäglichen Sitzen durch unsere innere achtsame Einstellung.

Was benötigen Sie für die Sitzmeditation?

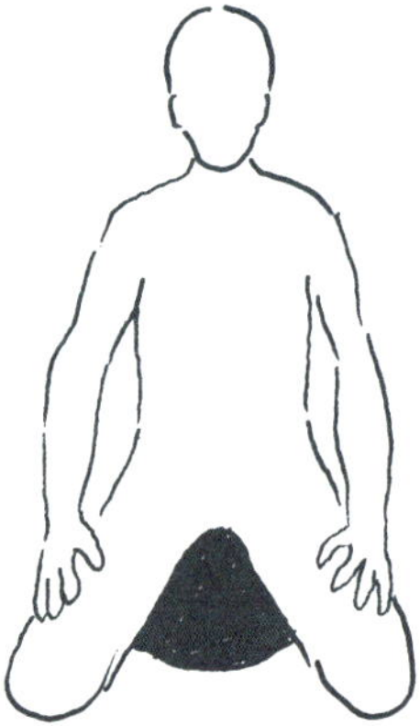

Abb. 1

- Einen festen Zeitpunkt.
- Einen Ort, an dem man relativ ungestört sein kann.
- Eine aufrechte Haltung, die es uns erlaubt, eine längere Zeit zu sitzen.

Suchen Sie sich einen Sitzplatz auf dem Boden oder auf einem Stuhl mit gerader Lehne.

Wenn Sie sich auf einen Stuhl setzen, sollten die Füße mit der ganzen Sohle auf dem Boden ruhen können. Es empfiehlt sich zumeist, sich nicht anzulehnen, sondern den Rücken frei, gerade und aufrecht zu halten. Wenn es Sie allerdings zu sehr anstrengt, ist es ratsamer, sich anzulehnen, als ständig durch die ungewohnte Belastung abgelenkt zu sein.

Wenn Sie sich auf dem Boden niederlassen, können Sie ein Kissen nutzen, um das Gesäß ein wenig zu erhöhen. Nutzen Sie ein gewöhnliches Kissen, das Sie ein oder zweimal zusammenlegen, oder ein spezielles Meditationskissen in Keilform, ein sogenanntes *Zafu.*

Damit der Atem ungehindert ein- und ausströmen kann, empfiehlt es sich, dass Kopf, Nacken und Rücken eine Gerade bilden. Diese Haltung (siehe auch die Abbildungen) strahlt eine gewisse Würde aus und kann zunehmend Ausdruck der inneren Einstellung des Selbstvertrauens, der Selbstakzeptanz und der konzentrierten Aufmerksamkeit sein, die es zu entwickeln gilt.

Die Beine werden zumeist in der einen oder anderen Form gekreuzt. Wie Sie den Abbildungen entnehmen können, gibt es verschiedene Varianten. In der „burmesischen" Haltung (Abb. 3) wird ein Bein mit der Ferse so weit an den Körper herangezogen, wie es angenehm ist. Das andere Bein wird locker davorgelegt.

Je nachdem, wie beweglich Sie sind, berühren Ihre Knie den Boden oder auch nicht.

Vielleicht sitzen oder knien Sie aber lieber mit einem Kissen zwischen den Beinen (Abb. 1).

Für welche Sitzposition Sie sich auch entscheiden: Die Meditationshaltung auf dem Boden kann Ihnen das beruhigende Gefühl vermitteln, stabil und geerdet zu sein. Das Sitzen auf dem Boden ist aber keine Bedingung: Was zählt, ist die Aufrichtigkeit der eigenen Anstrengung, nicht die Unterlage, auf der man sitzt.

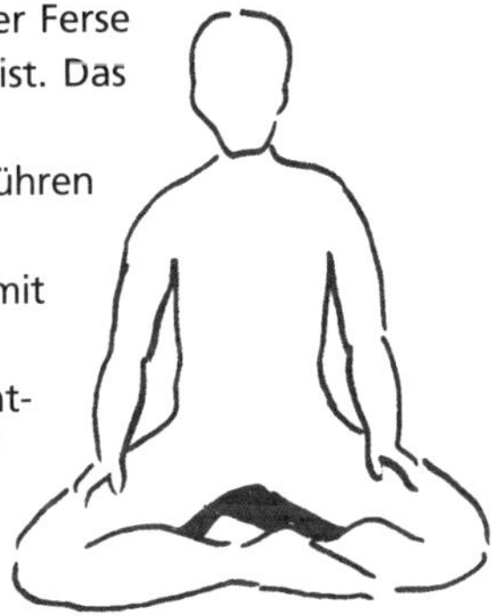

Abb. 3

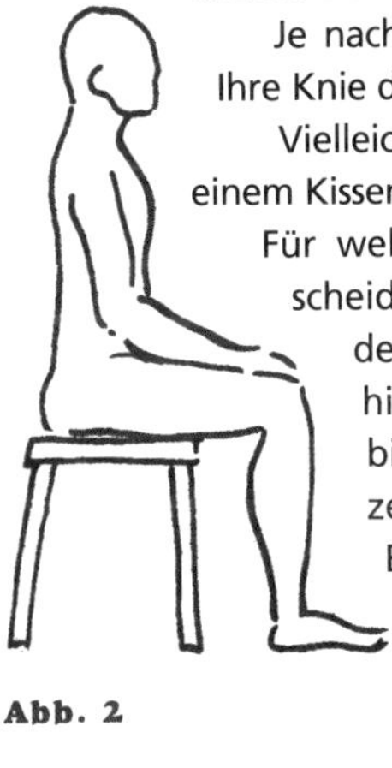

Abb. 2

Dem Atem folgen

Haben Sie sich niedergelassen? Lenken Sie nun Ihre Aufmerksamkeit auf den Atemvorgang. Spüren Sie den Atem einströmen, spüren Sie, wie er ausströmt. Lassen Sie den Atem natürlich geschehen und beschränken Sie sich darauf, ihn zu beobachten sowie alle damit verbundenen Gefühle wahrzunehmen. Ohne Eile oder Hast gilt Ihre ganze Aufmerksamkeit dem Einatmen, dem Ausatmen, dem Einatmen, dem Ausatmen.

Vielleicht will nun der Körper seine Haltung verändern, vielleicht wandern Ihre Gedanken zu anderen Themen: Das ist völlig normal und unvermeidlich!

In solchen Fällen können Sie versuchen, Ihre Aufmerksamkeit sanft, aber bestimmt wieder zur Atmung zurückzubringen. Lassen Sie sich von Ihren umherschweifenden Gedanken oder von Ihrem unruhigen Körper nicht ablenken: Bleiben Sie geduldig und ärgern Sie sich nicht.

Grundregeln der Sitzmeditation

Sie werden möglicherweise bemerken, dass Ihre Gedanken ihren eigenen Wegen folgen: Obschon Sie fest entschlossen waren, Ihren Atem zu verfolgen, haben sich Ihre Gedanken anderen Themen zugewandt: Die bewusste Begleitung des Atmens ist vergessen. Anstatt sich aber nun zu grämen, versuchen Sie bitte nur, freundlich Ihre Aufmerksamkeit immer und immer wieder neu auf den Atem zurückzulenken, ohne das gedankliche Abschweifen zu beklagen.

Ihre Gedanken sind weder gut noch schlecht. In der Meditation zählt einzig und allein, ob Sie sich Ihrer Gedanken bewusst sind und wie Sie mit ihnen umgehen. Versuchen Sie auch nicht, Ihre Gedanken zu unterdrücken: Nehmen Sie allein deren Inhalt und Intensität zur Kenntnis und lassen Sie sie vorüberziehen. Denn Gedanken sind zunächst einmal Impulse, denen wir folgen können – oder auch nicht. Dies zu erkennen, kann uns von der Vorstellung befreien, dass Gedanken unabwendbare Realitäten sind.

Die stärkste Ablenkung wird sicherlich von Ihrem Körper ausgehen. Immer und immer wieder werden Sie Impulse verspüren, zum Beispiel ein Bein zu strecken oder den Rumpf zu verlagern. In der Meditation sollten Sie versuchen, diesen Impulsen zu widerstehen. Nehmen Sie das Unbehagen, das Sie empfinden, als gegeben hin. Nach und nach können Sie so trotz unangenehmer Empfindungen meditieren. Zumindest jedoch lernen Sie so kennen, wie Sie mit unangenehmen Empfindungen anders umgehen können. Obwohl die Empfindungen Ihres Körpers tatsächlich unangenehm sein mögen, können sie Ihnen doch dabei helfen, Ruhe, Gelassenheit und Konzentration zu entfalten. Nur so können Sie die Erfahrung machen, dass es trotz körperlicher Beschwerden möglich sein kann, sich zu entspannen.

Sollte es gar nicht anders gehen und Sie müssen Ihre Position ändern: Tun Sie bitte auch dies achtsam und konzentriert.

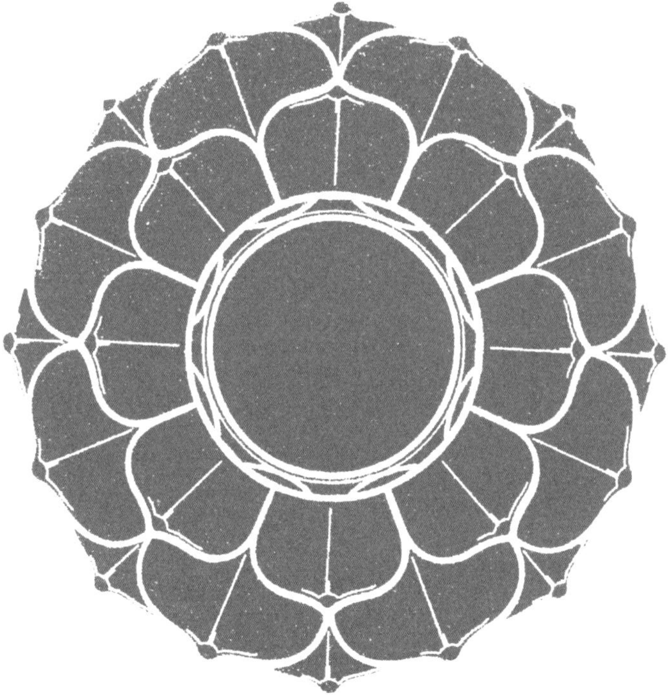

ESSEN:
Ein Geschmack von Achtsamkeit

Diese Übung kann man während jeder beliebigen Mahlzeit, während eines Teils einer Mahlzeit oder auch nur während eines Bissens praktizieren. Es bieten sich viele Gelegenheiten für achtsames Essen. Die Idee besteht darin, mit Achtsamkeit zu essen, das Essen von Moment zu Moment neu zu sehen, es in sich aufzunehmen, zu kauen, zu schmecken und zu schlucken. Achtsames Essen ist leichter in der Stille zu praktizieren, als während der Unterhaltungen mit anderen. Nichtsdestotrotz kann man auch dann achtsam essen, wenn man mit anderen zusammen die Mahlzeit einnimmt. Man muss sich nur daran erinnern, dies auch zu tun.

Betrachten Sie zuerst, was Sie gleich essen werden. Was ist es? Wie schaut es aus? Wie fühlen Sie sich bei dem Gedanken, dieses Essen gleich zu sich zu nehmen? Wie fühlt sich dabei Ihr Körper an?

Nehmen Sie Ihren Atem wahr, während Sie das Essen betrachten: Wie verhält er sich, kurz bevor Sie das Essen zu sich nehmen?

Spüren Sie das Essen in Ihrem Mund. Kauen Sie langsam und richten Sie Ihre Aufmerksamkeit auf den Geschmack und die Struktur der Nahrung. Sie können langsamer als gewöhnlich essen, um die Erfahrung des Kauens und des Schmeckens genauer zu erleben.

Bemerken Sie jeden Impuls, das Ende dieses Bissens zu beschleunigen, um sich den nächsten nehmen zu können. Nehmen Sie diese Impulse als Erinnerung daran, dass Sie noch Essen im Mund haben, Sie brauchen also nicht zum nächsten Bissen zu eilen, um das Essen vollständig zu erfahren. Bleiben Sie achtsam in diesem Moment – mit diesem Mundvoll – anstatt zum Nächsten zu eilen.

Seien Sie sich der Absicht des Schluckens bewusst, bevor Sie den Bissen hinunterschlucken. Fühlen Sie dann den eigentlichen Prozess des Schluckens, so dass Sie sich auch dieser Handlung bewusster werden.

Widmen Sie sich in dieser Weise jedem Bissen. Achten Sie darauf, wieviel Sie essen, wie schnell, wie sich Ihr Körper während und nach dem Essen anfühlt und welche Anlässe Sie in Ihrem Leben zum Essen veranlassen. Seien Sie sich der Gefühle, die aus diesen Situationen entstehen, bewusst, insbesondere wenn es sich um Ängste oder Depressionen handelt.

Prof. Dr. Jon Kabat-Zinn

Jon Kabat-Zinn ist Professor Emeritus für Medizin an der University of Massachusetts Medical School und Begründer des *Center for Mindfulness in Medicine, Health Care and Society.*

Seit 25 Jahren gilt er als Pionier der Ganzheitsmedizin, und sein Programm zur Praxis zur Stressbewältigung durch Achtsamkeit, MBSR *(mindfulness based stress reduction)* wird mittlerweile in vielen Ländern der Welt erfolgreich praktiziert.

Jon Kabat-Zinn ist Autor zahlreicher Bestseller, die in mehr als dreißig Sprachen übersetzt wurden.

Lienhard Valentin

Lienhard Valentin ist ein international bekannter Achtsamkeitslehrer, Gestaltpädagoge und Buchautor. Er gründete den Arbor Verlag, den Verein „Mit Kindern wachsen" und die gemeinnützige Arbor Seminare gGmbH.

Sein Schwerpunkt liegt in der Integration von Achtsamkeit und Mitgefühl ins tägliche Leben – vor allem von Eltern und Pädagogen. Er arbeitet seit vielen Jahren mit Jon Kabat-Zinn zusammen, seit er ihn 1997 das erste Mal nach Deutschland einlud.

Mehr zu Lienhard Valentin und seinen aktuellen Projekten finden Sie auch unter www.lienhard-valentin.de.

Weiterführende Literatur

Saki Santorelli: Zerbrochen und doch ganz

Saki Santorelli, Direktor der *Stress-Reduction-Clinic,* stellt in diesem Buch die Essenz der 8-wöchigen Kurse zur Praxis der Achtsamkeit im Gesundheitswesen vor. Er zeigt auf, wie es auch bei schweren Krankheiten möglich ist, mit dem Teil in sich in Berührung zu kommen, der unverletzbar, heil und ganz ist und wie es Menschen so gelingen kann, ihrem Leben eine vollkommen neue Dimension zu geben. Anhand zahlreicher Beispiele, Übungen und Meditationen bietet er Einsichten und effektive Methoden an, um Achtsamkeit im täglichen Leben zu fördern.
272 Seiten, Arbor Verlag, ISBN 978-3-936855-96-8

Jon Kabat-Zinn: Zur Besinnung kommen

Wir haben weitgehend den Kontakt verloren zur Wirklichkeit dessen, was wir in unserer Tiefe und in all unseren Möglichkeiten sind; ebenso zu unserem Körper und zu den „Körperschaften" unserer gesellschaftlichen und politischen Institutionen. Diese Entfremdung von dem, was wirklich ist, macht uns und unsere Gesellschaft auf die Dauer krank. Das Buch zeigt, wie wir mit Hilfe der Praxis der Achtsamkeit wieder zur Besinnung kommen und zu einem gesunden und erfüllten Leben in der Gemeinschaft finden können. Das Standardwerk zur Bedeutung der Achtsamkeit in dieser Welt.
664 Seiten, Arbor Verlag, ISBN 978-3-86781-246-7

Weitere Informationen

Jon Kabat-Zinn & Lienhard Valentin
Die heilende Kraft der Achtsamkeit

Das Buch enthält mehrere, in der Stress-Reduction-Clinic entwickelte, Achtsamkeitsmeditationen: Lange und kurze Sitzmeditationen, eine 30-minütige Liegemeditation mit Body-Scan sowie eine Berg- und eine Seemeditation. Durch den Ton der Klangschale begleitete Meditationen führen schließlich in freiere Formen der Praxis.
56 Seiten + Anleitungen zum Download, Arbor Verlag, ISBN 978-3-86781-440-9

Seminare und Weiterbildungen

Die gemeinnützige Arbor Seminare gGmbH organisiert regelmäßig Seminare und Weiterbildungen mit führenden Vertreterinnen und Vertretern achtsamkeitsbasierter Verfahren. Nähere Informationen finden Sie unter:

www.arbor-seminare.de

Inspiration und Wissenswertes rund um das Thema Achtsamkeit

Hier finden Sie Interviews von Expertinnen und Experten, Praxisanleitungen, Artikel, Vorträge, Online-Kurse und Web-Seminare zu unserem Herzensthema Achtsamkeit:

www.arbor-online-center.de

Die Meditationen

Sie finden die Übungen in unserem Online Center
unter www.arbor-online-center.de/begleitmaterial/
Geben Sie den Code sb4pa1 ein.

Einleitung zum Body-Scan	3:20
Der Body-Scan	42:30
Die Sitzmeditation	26:40

Wichtiger Hinweis

Die Ratschläge zur Selbstbehandlung in diesem Buch sind vom Autor und vom Verlag sorgfältig erwogen und geprüft worden. Dennoch kann eine Garantie nicht übernommen werden. Bei ernsthafteren oder länger anhaltenden Beschwerden sollten Sie auf jeden Fall eine Ärztin oder eine Heilpraktikerin Ihres Vertrauens zu Rate ziehen. Eine Haftung des Autors oder des Verlages für Personen-, Sach- und Vermögensschäden ist ausgeschlossen.